HOMMAGE A LA CHIRURGIE LYONNAISE

ÉTUDE

SUR LA

RESTAURATION DE LA LÈVRE INFÉRIEURE

NOUVEAU PROCÉDÉ DE M. LÉTIÉVANT

CHIRURGIEN-MAJOR DE L'HOTEL-DIEU DE LYON

PAR

LE Dr A. BERNARD

Verba volant, scripta manent;
stat imago.

AVEC DEUX PLANCHES

LYON
IMPRIMERIE PITRAT AINÉ
4, RUE GENTIL, 4

1881

ÉTUDE

SUR LA

RESTAURATION DE LA LÈVRE INFÉRIEURE

LYON. — IMPRIMERIE PITRAT AINÉ, RUE GENTIL, 4.

HOMMAGE A LA CHIRURGIE LYONNAISE

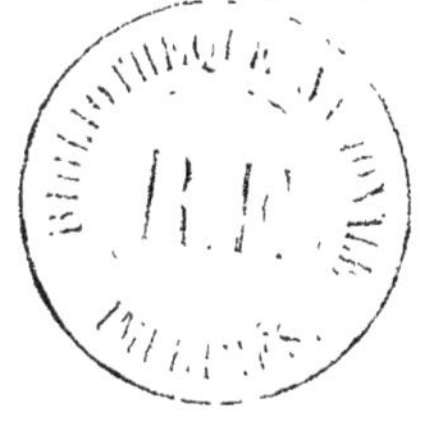

ÉTUDE

SUR LA

RESTAURATION DE LA LÈVRE INFÉRIEURE

NOUVEAU PROCÉDÉ DE M. LÉTIÉVANT

CHIRURGIEN-MAJOR DE L'HOTEL-DIEU DE LYON

PAR

LE Dr A. BERNARD

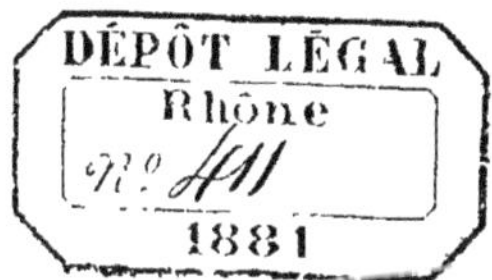

Verba volant, scripta manent;
stat imago.

AVEC DEUX PLANCHES

LYON
IMPRIMERIE PITRAT AINÉ
4, RUE GENTIL, 4
1881

AVANT-PROPOS

Parmi les procédés opératoires employés de nos jours dans les hôpitaux de Lyon il en est plusieurs qui méritent de fixer notre attention. Ils répondent tous à des indications exactes et donnent en général d'excellents résultats. Ils se recommandent en outre par leur simplicité, leur rapidité et leur facilité d'exécution. Pour ces motifs ils semblent appelés à renverser tous les anciens procédes et à se populariser rapidement. On conviendra qu'en pareil cas le choix est difficile. On devrait donc pour être juste les décrire tous. Comme le cadre d'une thèse est trop restreint pour comporter de tels développements on nous, pardonnera de nous être borné à un seul. Il nous manque d'ailleurs l'expérience et l'autorité que réclame ce sujet et on comprendrait difficilement que nous abordions un travail aussi considérable. Dans cette étude nous n'aurons pas la prétention d'être absolu et de réduire à néant toutes les objections qui vont surgir. Nous nous attacherons seulement à en atténuer la valeur en mettant à profit les utiles renseignements puisés dans les services de nos dévoués maîtres. Aussi nous n'engageons en rien la responsabilité d'autrui et quoi qu'il arrive, la nôtre seule est en cause; l'important pour nous est de vulgariser un procédé qui nous a paru bon, de dévoiler aux autres tout l'intérêt pratique qui peut résulter de son emploi et de rendre ainsi un hommage public à tous nos chefs dans les hôpitaux et en particulier à notre obligeant professeur M. Létiévant, dont le temps, les conseils et la bienveillance ne nous ont jamais fait défaut.

Nous prions tous ceux qui nous ont aidé dans ces recherches d'agréer nos remerciements publics comme l'expression sincère de notre vive reconnaissance.

Que tous nos collègues et amis regardent ce modeste opuscule comme un gage de notre vieille amitié.

DIVISION DU SUJET

ÉTUDE

SUR LA

RESTAURATION DE LA LÈVRE INFÉRIEURE

CHAPITRE PREMIER

APERÇU HISTORIQUE

La restauration de la lèvre inférieure est une opération connue depuis fort longtemps. Son histoire comprend trois périodes :

1° Une période d'origine,
2° Une période d'oubli,
3° Une période de réveil.

Ces trois points de repère établis, il nous est facile de faire connaître les diverses phases par lesquelles cette opération a passé.

Dans la première période, période d'origine, on est obligé de remonter à Celse.

Dans son traité *De Re medica* lib. VII, cap. III, sect. IV, le célèbre écrivain romain expose l'énoncé de sa méthode sous forme de problème : « *Labra si nimis curta, qui huic vitio succuratur ?* » et en recherche immédiatement la solution. Il formule ensuite les indications et contre-indications de l'opération, l'opération elle-même et le pansement. Presque tous les auteurs tant anciens que modernes qui ont cité Celse ont omis à dessein des passages importants de sa description. Bouisson lui-même n'est pas exempt de ce reproche. Pour l'éviter à notre tour nous nous ferons un devoir de la reproduire textuellement.

Curta igitur in his tribus, ac si quæ parva paria sunt, curari possunt. Si quæ majora sunt aut non recipiunt curationem, aut ita per hanc ipsam deformantur ut minus indecora ante fuerint. Atque in aure quidem et naribus deformitas sola timeri potest. In labris vero si nimium contracta sunt usus quoque necessario jactura fit, quia minus facile et cibus assumitur et sermo explicatur. Neque enim creatur ibi corpus, sed ex vicino adducitur, quod in levi mutatione et nihil eripere et fallere oculum potest, in magna non potest. Neque senile autem corpus, neque quod mali habitus est, neque in quo difficulter ulcera sanescunt, huic medicinæ idoneum est, quia nusquam celerius cancer occupat aut difficilius tollitur.

Ratio curationis hujusmodi est. Id quod curtum est in quadratum dirigere opportet, ab interioribus ejus angulis lineas transversas incidere quæ citeriorem partem ab ulteriore ex toto diducant. Deinde ea quæ sic reposuimus in unum adducere. Si non satis junguntur, ultra lineas quas ante facimus, alias duas lunatas et ad plagam conversas immittere quibus summa tantum cutis adducatur. Sic enim fit ut facilius quod adducitur sequi possit : quod non vi cogendum est, sed ita adducendem ut ex facili subsequatur et dimissum non multum recedat.

Interdum tamen ab altera parte cutis haud omnino adducta deformem, quem reliquit, locum reddit. Hujusmodi loci altera pars incidenda, altera intracta habenda est. Ergo neque ex imis auribus, neque ex medio naso imisve narium partibus, neque ex angulis labrorum quidquam attrahere tentabimus, utrimque autem petemus si quid summis auribus, si quid imis, si quid aut medio naso, aut mediis auribus, aut mediis labris deerit, quæ tamen interdum etiam duobus locis curta esse consueverunt; sed eadem ratio curandi est, Si cartilago in eo quod incisum eminet excidenda est, neque enim aut glutinatur aut acu tuto trajicitur, neque longe tamen excidi debet, ne inter duas oras liberæ cutis utrimque coitus puris fieri possit. Tum junctæ oræ inter se suendæ sunt, utrimque cute apprehensa et qua priores lineæ sunt, ea quoque suturæ injiciendæ sunt. Siccis locis ut puta naribus illita spuma argenti satis proficit. In ulteriores vero lunatasque plagas lineamentum dandum est ut caro increscens vulnus impleat. Summaque cura quod ita sutum est, tuendum esse. Apparere ex eo potest, quod de cancro supra posui. Ergo etiam tertio quoque die fovendum erit vapore aquæ calidæ, rursusque idem medicamentum injiciendum, fereque septimo die glutinatum est. Tum suturæ eximi et ulcus ad sanitatem perduci debet.

On peut donc rajuster les oreilles, les lèvres et le nez, lorsqu'ils ont été mutilés, pourvu qu'ils ne l'aient pas été beaucoup ; car autrement la cure serait impossible ou du moins augmenterait la difformité au lieu de la corriger. Les oreilles et le nez mutilés n'ont d'autre inconvénient que la difformité, mais il n'en est pas de même des lèvres ; si elles sont trop écartées, elles ne peuvent plus être d'aucun usage ; la mastication devient plus difficile, et l'on ne peut s'énoncer distinctement. Dans la méthode curative, ce n'est point un nouveau corps que l'on crée, c'est une portion d'une partie voisine qu'on amène sur celle qui est trop courte. Lorsqu'il n'en résulte qu'un léger changement, on peut paraître n'avoir rien enlevé et en imposer à l'œil ; ce qui n'est pas possible lorsque le changement qu'on doit produire est considérable. Quand l'opération est praticable, il ne faut pas la tenter sur les personnes avancées en âge ou cacochymes, ou chez lesquelles les plaies se guérissent difficilement, parce qu'il n'est point de cas où la gangrène survienne plus promptement et où il soit plus difficile de la guérir.

Voici la manière dont il faut s'y prendre : on commence par emporter et égaliser les bords de l'endroit mutilé. Après quoi on fait des incisions parallèles aux angles intérieurs de la plaie pour séparer la chair et la peau d'en bas d'avec celle d'en haut. On prend ensuite le morceau qu'on a ainsi détaché et on l'amène sur la partie qu'on veut rajuster. Si les bords ne se rapprochent point assez, il faut faire, en forme de croissant, deux autres incisions dont les pointes soient tournées vers la plaie, et qui ne pénètrent pas plus avant que la peau. Par ce moyen on prolonge plus aisément et autant qu'il en est besoin le morceau détaché, qu'on ne doit point forcer, mais tirer doucement de façon qu'il s'adapte à la la partie qu'on veut rajuster.

Il arrive quelquefois, néanmoins, que la peau qu'on n'a point assez abaissée d'un côté, laisse une difformité à l'endroit qu'elle ne recouvre point. Pour remédier à cet inconvénient, on fera une incision du côté où la peau aura moins été tirée, et on ne touchera point à l'autre. Ce n'est ni de la partie inférieure de l'oreille ni du milieu où de l'extrémité du nez ni des angles des lèvres qu'on doit rien enlever, mais des côtés, lorsqu'il manque quelque chose à ces parties; elles sont quelquefois mutilées dans deux endroits; mais l'opération est la même pour l'un et pour l'autre. Si dans le morceau qu'on a détaché il se trouve un peu de cartilage, il faut l'emporter; car il empêcherait les chairs de se reprendre; et il serait dangereux de le percer avec l'aiguille. Il ne faut cependant point faire l'incision fort profonde, de crainte qu'il ne se forme un amas de pus dans deux endroits différents, entre les bords de la peau qui est intacte. Lorsqu'on a fait tout ce que je viens ded ire, on rapproche les bords l'un de l'autre; on doit faire aussi des sutures du côté des premières incisions.

Ensuite il suffira d'appliquer sur les parties sèches telles que les narines un liniment fait avec la litharge d'argent, on mettra de la charpie entre les bords des incisions intérieures et faites en forme de croissant, pour les tenir séparés, et afin qu'il pousse entre eux des chairs qui les remplissent. On prendra toutes les précautions possibles pour empêcher que la gangrène ne survienne à l'endroit des sutures; on aura soin de fomenter la partie de trois jours l'un avec la vapeur de l'eau chaude; on appliquera par dessus le même liminent de litharge d'argent. La réunion est ordinairement complète au bout de sept jours, on ôte alors les sutures et on conduit l'ulcère à guérison (traduction de Celse par Fouquier).

Tout dans cette description est traité avec le talent et l'autorité du maître. Cette citation suffirait à elle seule pour démontrer que Celse connaissait à fond cette question, qu'il la possédait complètement. De plus la netteté avec laquelle il en a tracé les règles doit le faire regarder comme le fondateur, comme le père de la méthode. Malgré cela Celse n'a pas fait école et son opération, quoique brillamment exposée, a eu peu de partisans, les anciens n'ont même pas su tirer parti des données de Celse et les ont laissé tomber dans l'oubli. Nous passons ainsi à la seconde période historique de la restauration des lèvres, à la période d'oubli. Il est probable que les chirurgiens d'alors trouvaient la description de Celse suffisante ou qu'ils y attachaient peu d'importance. Ces deux raisons rendraient compte de l'indifférence de Galien, de Paul d'Ægine, d'Albucasis, à l'égard de Celse dont le nom paraît leur brûler les lèvres, car ils le citent à peine. Peu à peu cette opération fut totalement méconnue, le silence le plus complet se fit autour d'elle, jusqu'au XVIme siècle. Un instant elle avait paru sortir de sa léthargie, et Bartolommeo Fasio, dont le texte a été conservé par Tiraboschi dans son Histoire de la littérature italienne, avait cherché à la remettre un honneur. Il parle de l'autoplastie labiale comme application de la méthode rhinoplastique de Branca (Bouisson). Mais malheureusement pour la méthode, Bartolommeo prêchait dans le désert, car après lui on se borna comme par le passé à la tuer par le mépris.

Il faut arriver à la troisième période, période de réveil pour l'autoplastie en général, pour voir l'anaplastie des lèvres occuper le rang qu'elle mérite. Franco, chirurgien provençal, donne le signal. Il s'acharne, dans son traité des hernies, à tirer cette opération de l'oubli dans lequel on l'avait ensevelie, à la venger du mépris dont on l'avait accablée et à lui donner un certain éclat.

Pour parvenir à ce double résultat, il ne se contente pas des données de Celse, il perfectionne le principe et ajoute aux incisions primitives de l'opération la dissection, la mobilisation des lambeaux. Avec lui, l'autoplastie des lèvres gagne du terrain. Quelques chirurgiens se passionnent ensuite un peu pour cette opération. Tagliacozzi vient à son tour à la charge et modifie à la fois le principe et la méthode. Pour cela, il a recours à la greffe et emprunte un lambeau au bras. Il supprime la partie de la lèvre inférieure envahie par le mal et la remplace par un lambeau pris au bras. Ce lambeau est adhérent par son pédicule et présente un bord libre que l'on assujettit à ce qui reste de la lèvre inférieure à l'aide d'aiguilles courbes. Comme la salive retardait la cicatrisation, il conseillait de ne couper le lambeau qu'après réunion complète. Il faut avouer que cette découverte très ingénieuse et très originale compliquait singulièrement l'opération et la rendait d'une exécution difficile.

Il faut convenir aussi que la guérison devant être forcément un peu tardive, on imposait au patient un sacrifice auquel il consentait avec peine et un supplice auquel il devait difficilement s'habituer. Il est aisé de comprendre que peu de malades devaient se prêter à cette double opération. C'est peut-être une des causes qui ont contribué alors à diminuer l'importance de la restauration de la lèvre inférieure.

On allait en effet chercher bien loin ce que l'on avait à proximité ; on faisait souffrir les malades pour arriver à un maigre résultat. Présentée dans de semblables conditions, l'autoplastie des lèvres ne pouvait qu'entraîner l'indifférence générale.

Quelques rares esprits,

..... Rari nantes in gurgite vasto

parmi lesquels il faut citer Guillemeau, Thévenin, Barbette, profitèrent néanmoins des procédés déjà indiqués par leurs prédécesseurs, les apprécièrent et mirent toute leur activité à en créer de nouveaux. Ils eurent même recours à la prothèse mécanique ; les riches opérés se payaient des mentons d'argent. Jusque-là tous ces procédés sont défectueux, ce qui le prouve ce sont les moyens prothétiques employés pour cacher les difformités résultant de l'opération.

On avait fait quelque chose, mais il restait beaucoup à faire ; on pratiquait bien l'ablation des tissus malades, mais on oubliait de remplir les vides ou bien on les remplissait très imparfaitement.

C'est au chirurgien français Chopart que revient l'honneur d'avoir réparé cette lacune et d'avoir trouvé une solution qui peut satisfaire complètement et à la fois la chirurgie et l'esthétique.

En instituant la prothèse organique, il a rendu un service immense; il a fait faire un grand pas à l'anaplastie ou plutôt à l'orthoplastie des lèvres, ὀρθός, droit, πλάσσειν, faire, nouvelle prétention opératoire que Chopart a parfaitement justifiée.

On sait dans quelles circonstances il fit cette importante innovation : Chopart avait à enlever une tumeur énorme de la lèvre inférieure; la tumeur enlevée, il fallait combler les vides, ce qu'il fit aux dépens de la peau du cou. Cette opération eut un certain retentissement; en 1814, une opération de Carpue et une rhinoplastie de Delpech firent aussi beaucoup de bruit et surexcitèrent l'attention générale. Le feu qui couvait sous la cendre venait d'allumer un vaste incendie. A dater de ce moment, il y eut une espèce de réveil des idées, un enthousiasme, un engouement presque universel. Tous les chirurgiens les plus distingués furent pris d'un beau zèle pour cette opération. Tous cherchèrent de nouvelles modifications, de nouvelles méthodes et par des voies diverses arrivèrent à des résultats presque identiques; les uns s'acharnèrent à la propager, les autres à retracer les détails de son histoire.

Græfe, Delpech lui créèrent une ère nouvelle; Velpeau, Dupuytren s'attachèrent à la populariser; Horn, Roux de Saint-Maximin, Lallemand, Lisfranc, Larrey, Dieffenbach, Malgaigne, s'ingénièrent à perfectionner les procédés. Zeiss, Serre de Montpellier, Blandin, Rigaud, Jobert, fouillèrent tous les auteurs qui s'étaient occupés de cette question et détails par détails refirent son histoire. Enfin Voisin, Viguerie, Buchanam, Jack Burow, A. Cooper, Travers, Lyston, Camille Bernard, Lenoir,

Bouisson, de Montpellier, Lortet, Desgranges, Ollier, de Lyon, publièrent des faits très intéressants et se distinguèrent par leurs travaux sur ce sujet.

En d'autres termes, en Angleterre, en Allemagne, en Italie (Rome, Padoue), en France (Paris, Lyon, Montpellier), partout on eut recours à l'anaplastie des lèvres et on n'eut qu'à se féliciter de son emploi. Dans cette longue énumération nous avons omis à dessein les noms de plusieurs chirurgiens auteurs de procédés, nous leur rendrons justice en décrivant les procédés connus sous leurs noms.

A cette phalange de noms illustres, il faut ajouter celui de notre professeur et maître, M. Létiévant, qui a voulu lui aussi contribuer au succès de cette opération en la réduisant à sa plus simple expression et en imaginant un procédé facile à la portée de tous et donnant de très beaux résultats.

CHAPITRE II

DÉFINITION

L'opération désignée sous les noms d'autoplastie, d'anaplastie, d'orthoplastie des lèvres, de cheiloplastie (χεῖλος, lèvre, πλάσσειν faire), a pour but la restauration des lèvres détruites en partie ou en totalité par un traumatisme, par un néoplasme ou par toute autre cause. D'après Littré, cette opération devrait être appelée chiloplastie. Cet académicien fait remarquer avec raison que la diphtongue *ei* se traduit toujours par la lettre *i*. A notre avis, toutes ces dénominations seraient avantageusement remplacées par le mot cheilo-stomatoplastie, désignation déjà employée par M. Desgranges. La réunion des trois termes grecs χεῖλος lèvre, στόμα bouche, πλάσσειν faire, indique clairement le double but de l'opération : restaurer les lèvres, refaire la bouche.

C'est également celle que nous adopterons désormais en exposant les méthodes qui se sont disputé la thérapeutique chirurgicale des lèvres et la préférence des chirurgiens.

CHAPITRE III

EXPOSITION DES MÉTHODES ET DES PROCÉDÉS LEUR APPRÉCIATION

Peu d'opérations ont donné lieu à autant de méthodes, à autant de procédés. Cette diversité, cette richesse de moyens indique une pauvreté réelle, un défaut de ressources opératoires évident et dénote les difficultés du problème à résoudre pour arriver à une solution satisfaisante. Elle donne en outre une idée exacte des essais nombreux faits par les hommes de l'art pour remédier aux difformités de la lèvre inférieure et de leur préoccupation constante de la régularité, de la conservation et de la beauté des formes, tout en enlevant tout le mal et en sacrifiant le moins possible de tissu sain. Ces recherches continuent toujours. Jusqu'ici nous sommes encore et nous resterons longtemps dans cette période avant d'avoir atteint la perfection.

De là les nombreuses méthodes auxquelles on s'est

adressé et que, pour ne pas entrer dans trop de développements, nous réduirons à trois principales :

1° Méthode indienne ;

2° Méthode italienne ;

3° Méthode française.

Toutes ces méthodes concourent au même but et y parviennent par des chemins très différents. Elles reposent toutes sur un principe spécial et caractéristique:

I

Méthode indienne ou cheilo-stomatoplastie par torsion.

Cette méthode, ainsi désignée pour indiquer son origine indienne (des Indiens *Koomas*), aurait été rapportée de ce pays par les Anglais ; nous n'insisterons pas sur ce point. Elle consiste à tailler au voisinage de la partie à réparer un lambeau de peau et à le tordre sur son pédicule. En France elle aurait été appliquée à la restauration de la lèvre inférieure par Delpech, chirurgien de Montpellier. Deux tentatives de cet opérateur et à l'aide de cette méthode donnèrent deux insuccès opératoires complets. Malgré ce double échec, quelques auteurs et entre autres Sédillot, professent une grande admiration pour Delpech et qualifient son hypothèse sur la transformation de la peau en muqueuse de trait de génie. Pour nous, nous trouvons l'éloge un peu excessif et nous nous permettrons d'être plus réservé. L'examen critique de son procédé nous renseignera suffisamment sur la valeur que nous devons lui accorder.

2

PROCÉDÉ DE DELPECH. — *(Lambeau cervical redoublé)*. — La description du procédé de Delpech a été faite d'une façon magistrale par Bouisson. Comme il est impossible de l'exposer d'une façon plus nette, plus scientifique, nous nous croyons obligé d'en donner la reproduction intégrale.

Voici comment Bouisson s'exprime à ce sujet :

« L'opération que Delpech exécuta en 1823 avait pour but non seulement l'emprunt d'un opercule à la région antérieure du cou, mais son relèvement après torsion et sa plicature au niveau de la hauteur de la lèvre à réparer.

« Un homme de cinquante-quatre ans, d'une mauvaise constitution, était affecté d'un cancer qui avait envahi la lèvre inférieure, excepté au niveau des commissures. Le cancer descendait jusqu'au menton, les gencives elles-mêmes participaient à la dégénérescence, mais l'os maxillaire était sain ainsi qu'une partie de l'orbiculaire des lèvres. Pour combler cette perte de substance, Delpech cerna par des incisions au-devant du cou un losange cutané ou deux triangles adossés se confondant par leur base ; le sommet du triangle supérieur qui devait rester adhérent correspondait au dessous du menton ; le sommet du triangle inférieur s'abaissait jusqu'au niveau du sternum. A partir de ce point le lambeau losangique fut disséqué de bas en haut jusqu'au point d'adhérence au-dessous du menton. Ce long lambeau losangique fut relevé, replié sur lui-même de manière à ce que les faces saignantes fussent mises au contact, et ce contact fut rendu permanent par des points de suture.

Cette précaution eut pour effet de changer la forme losangique du lambeau en lambeau triangulaire épais avec un bord et deux faces libres épidermiqus. Le lambeau fut alors retourné et relevé sur son pédicule sous-mentonnier; on le fixa sur les côtés par des points de suture. Le bord labial était formé par la plicature. La face profonde, au moins dans la partie devenue supérieure par le redressement, devait être livrée à un travail de transformation physiologique qui dans la pensée de l'opérateur lui donnerait graduellement les caractères d'une muqueuse. Quant à la plaie de la partie antérieure du cou qui avait mis à nu le squelette cartilagineux du larynx et de la trachée, elle disparut par la réunion immédiate de ses bords. L'opération de Delpech aboutit à un insuccès. Un autre essai du même genre et par le même opérateur n'eut pas plus de réussite.

Appréciation du procédé de Delpech. — Ce procédé doit être regardé comme un trait de hardiesse chirurgicale, et doit rester dans la science à titre de curiosité opératoire malgré l'originalité et la nouveauté de sa conception. Il se heurte à une série de difficultés que Bouisson a très bien exposées :

1° Le lambeau relevé lutte contre la pesanteur, l'issue de cette lutte est facile à prévoir, la pesanteur aura la victoire. L'abaissement du lambeau est donc fatal malgré les sutures de soutènement latéral. A cette première cause de descente du lambeau s'en joint une seconde, nous voulons parler de la rétraction cicatricielle due à la plaie opératoire provenant de la taille du lambeau, que cette plaie soit abandonnée à elle-même ou réunie par des points de suture.

2° La taille du lambeau, son renversement, sont des

opérations délicates qui réclament de grandes précautions, un manuel opératoire compliqué et une habileté incontestable.

3° La longueur du lambeau, la torsion sur son pédicule, la compression exercée par la plicature qui doit tenir lieu de marge labiale, sont autant de conditions fâcheuses pour sa vitalité.

4° La sensibilité de la nouvelle lèvre est très obtuse. Il y a même une espèce d'aberration, de déplacement de la sensibilité, et si l'on pince la nouvelle lèvre, le malade ressent la douleur qui en résulte dans la région du cou à laquelle on a fait l'emprunt.

5° La transformation de la peau en muqueuse est une vue de l'esprit et non une réalité. Tous ces inconvénients joints au danger d'intéresser quelque organe important du cou pendant la dissection du lambeau (dissection très pénible à cause des mouvements incessants du patient et de ses efforts involontaires pour respirer, doivent faire reléguer ce procédé parmi ceux qui révèlent chez leurs auteurs un esprit inventif, beaucoup d'imagination, mais un peu trop d'audace.

On a voulu ranger dans la méthode indienne beaucoup d'autres procédés dans lesquels il n'y a pas torsion sur le pédicule, mais une faible rotation ne dépassant pas un quart de cercle. Nous avons cru qu'ils feraient meilleure figure dans la méthode française et qu'il serait préférable de les classer dans une catégorie spéciale à côté des procédés dans lesquels cette rotation atteint un quart de cercle et même dépasse cette limite.

APPRÉCIATION DE LA MÉTHODE INDIENNE

Si l'on rejette les procédés, on rejette aussi la méthode qui les comporte. Mais ce bannissement, cette expulsion doivent avoir leur raison d'être et demandent à être justifiés. Cette justification nous amène naturellement à l'énoncé des griefs que l'on peut formuler contre cette méthode.

1° Son application à la restauration de la lèvre inférieure est longue, incertaine, difficile. Elle ne remplit pas les trois conditions d'une bonne opération, le *tuto*, *cito* et *jucunde* chirurgical. Sa mise en pratique exige un grand talent opératoire et un manuel compliqué. Pour réparer la perte de substance créée par l'ablation des parties affectées, on en fait une nouvelle.

On augmente l'obstacle à surmonter et on emprunte au loin ce que l'on a très près. Cette manière de réparer la lèvre inférieure amène forcément des difformités irrémédiables presque aussi désagréables que celle que l'on a voulu corriger, des cicatrices étndues qui peuvent gêner le mouvement les fonctions de la nouvelle lèvre et qui en se rétractant contribueront avec la pesanteur à abaisser le lambeau, à découvrir les dents et les gencives et à permettre l'écoulement incessant des liquides buccaux.

La confection du lambeau qui comme étendue et comme configuration doit être conforme à la perte de substance n'est pas exempte de difficultés : le danger d'intéresser quelques-unes des veines importantes du cou rend ce temps de l'opération difficile et périlleux. Pour faire un lambeau avec la peau du cou, il faut qu'elle soit saine, exempte de cicatrices. Celles-ci ne sont pas rares dans cette région, surtout chez les scrofuleux.

On sait que pour assurer la nutrition du lambeau il faut un pédicule de dimensions suffisantes. Mais ici la crainte d'un mal fait tomber dans un pire, on risque de pécher par excès ou par défaut, par excès avec un pédicule large, par défaut avec un pédicule étroit. Ce sont là deux inconvénients dont il faut tenir compte. Si le pédicule est large, on est gêné pour la torsion et l'adaptation du lambeau on crée au niveau de la torsion une saillie qui nécessitera plus tard l'emploi du bistouri ou des caustiques. Si le pédicule est étroit, la torsion et la compression exercée par le pansement suffisent quelquefois pour amener la mortification du lambeau, écueil redoutable qu'il faut avoir soin d'éviter.

En résumé, cette méthode parfaitement applicable pour les pertes de substance du nez, doit être rejetée pour celles de la lèvre inférieure. Les dangers auxquels elle expose, les désordres irréparables entraînés par la mortification possible du lambeau, doivent la faire abandonner complètement, car plus que toute autre méthode elle donne lieu aux accidents consécutifs à la cheilo-stomatoplastie.

II

Méthode italienne, ou cheilo-stomatoplastie par transplantation.

Cheilo-stomatoplastie par transplantation. — Dans le chapitre XIX de son livre Tagliacozzi, de Bologne, nous a laissé une bonne description de sa méthode. Celle-ci consiste à emprunter un lambeau tégumentaire au membre supérieur et à le fixer par des points de suture aux bords de la plaie opératoire résultant de l'ablation des tissus malades de la lèvre inférieure. Ces points de suture doivent être placés à égale distance les uns des autres. Il recommande, avec un soin particulier, de ne détacher le lambeau de la souche qu'après réunion complète et solide. Cette réunion serait plus longue à s'établir en hiver qu'en été. En 1819, Græfe fit l'essai de la méthode italienne sur un jeune ouvrier dont la lèvre inférieure et une partie des joues avaient été détruites par une affection gangréneuse. Cet essai fut infructueux, le lambeau se mortifia ; Roux fit une tentative de ce genre en empruntant le lambeau à l'éminence thénar : le lambeau se détacha.

APPRÉCIATION DES PROCÉDÉS ET DE LA MÉTHODE ITALIENNE

Tagliacozzi regardait son procédé comme infidèle ; celui de Græfe et de Roux n'offre pas plus de garanties.

La méthode italienne quoique très ingénieuse n'est pas applicable à la restauration de la lèvre inférieure. Le lambeau étant pris sur le bras, ne réunit pas toutes les conditions nécessaires pour faire une bonne lèvre ; il est trop mince, sa vitalité est trop faible. Pour ne pas entraver sa nutrition, il faudrait l'immobilité absolue du membre supérieur qui fournit le lambeau. Ce repos complet du bras peut être réalisé le jour. La nuit, il est impossible de l'obtenir, car on ne pourra jamais empêcher le malade d'avoir des mouvements involontaires pendant le sommeil. Nous ne nions pas la possibilité d'un succès par cette méthode, nous croyons même que Tagliacozzi a eu quelques bons résultats. Jusqu'ici les insuccès de Græfe et de Roux nous engagent à ne pas conseiller son emploi. Néanmoins avec elle les dangers sont moins redoutables, car en cas d'insuccès on peut faire choix d'un autre procédé, le bras supportant seul les dégâts, on est libre de recourir à une autre méthode.

II

Méthode française, ou cheilo-stomatoplastie par déplacement.

Cette méthode consiste dans le déplacement direct des lambeaux ou opercules empruntés aux tissus voisins. Ces lambeaux sont ou latéraux ou inférieurs; leur base est large, condition qui assure leur nutrition; leur épaissenr est suffisante, ce qui les rend aptes à faire plus tard une bonne lèvre; leur face profonde et libre a un revêtement muqueux : ils sont donc dans les meilleures conditions pour une restauration de la lèvre inférieure.

On les amène sur le vide qu'ils doivent combler à l'aide de divers artifices tels que traction simple, débridement muqueux, dissection sous-operculaire, incisions auxiliaires ou libératrices, rotation légère, attitude spéciale du malade, compression exercée par le pansement. On favorise ainsi leur glissement.

Le but de la méthode est donc de n'avoir pas de cicatrice excentrique. Son principe est constitué par des incisions de deux sortes :

1° Des incisions obligatoires pour l'ablation des parties affectées; 2° des incisions facultatives, variables comme longueur et comme direction suivant le procédé employé pour faciliter la mobilité du lambeau et son adaptation. Un grand nombre de chirurgiens ont préféré cette méthode; leurs procédés ne diffèrent que par les dimensions et la forme de l'opercule. On verra cette différence dans la description rapide de leurs procédés.

Procédés de la méthode française.

Malgaigne divise les procédés de la méthode française de la façon suivante :

1° Procédés par glissement,

2° Id. à tiroir,

3° Id. par incisions.

Cette division est tout à fait arbitraire et Malgaigne lui-même devait la regarder comme tout à fait insignifiante, puisqu'il place le procédé de Dieffenbach une première fois dans les procédés à tiroir et une seconde fois dans les procédés par incision.

Pour éviter toute confusion, nous adopterons la classification suivante basée sur le déplacement du lambeau par rapport à son pédicule, déplacement qui peut s'exécuter par glissement ou par rotation. De là deux grandes classes de procédés :

1° Procédés par glissement,

2° Procédés par rotation.

Nous aurons soin, en décrivant chaque procédé, de lui donner les dénominations particulières qui lui ont été appliquées jusqu'ici.

I. — Procédés par glissement.

Cette classe comprend les procédés opératoires d'Ambroise Paré, de Celse, de Guillemeau et Thévenin, de Horn, de Serre, de Desgranges, de Malgaigne, de Camille Bernard, de Chopart, de Roux (de Saint-Maximin), de Lisfranc, de Berg, de Ledran et Mackensie.

PROCÉDÉ D'AMBROISE PARÉ. — *Excision simple.* — Applicable lorsque le mal ne dépasse pas le sillon labio-gingival de la lèvre inférieure; il faut encore que le malade ait de grosses lèvres et que la tumeur ou la lésion pour laquelle on intervient soit peu étendue. Ce procédé est excellent, mais ses applications sont trés restreintes. Habituellement les malades ne viennent trouver le chirurgien que quand toute la lèvre inférieure est prise.

Nous avons rangé ce procédé parmi les procédés par glissement. Sa simplicité et l'impossibilité de le classer ailleurs nous ont engagé à le décrire le premier.

PROCÉDÉ ANCIEN. — *Procédé connu sous le nom de procédé de Celse.* — Incision en *V*. De l'extrémité supérieure des branches du *V* partent deux petites incisions dirigées obliquement en bas et en dehors. Dissection des deux portions du *V*. Cette dissection doit être poussée assez loin pour permettre le rapprochement facile des deux branches et leur réunion par suture. Les petites plaies produites par l'écartement des lèvres des petites incisions sont réunies par un ou deux points de suture.

PROCÉDÉ DE GUILLEMEAU ET THÉVENIN. — Ces chirurgiens ont ajouté au procédé de Celse que nous avons déjà mentionné dans l'aperçu historique de la question, les incisions auxiliaires ou libératrices faites du côté de la peau ou des muqueuses à une certaine distance du bord libre des lambeaux. Elles préviennent le tiraillement des lambeaux, augmentent leur mobilité, facilitent leur rapprochement et empêchent l'ulcération des points d'appui des sutures.

PROCÉDÉ DE HORN OU ROONHUYSEN. — *Incision en* V. — Les deux branches doivent être nettes et d'égale longueur; dissection suffisante des deux côtés du *V*; les rapprocher sans violence et les fixer par quelques points de suture. Au lieu d'une incision en *V* on peut faire une incision en double *V* (*W*), en *V* superposés, l'ouverture du *V* supérieur regardant l'orifice buccal. On peut encore festonner l'incision en suivant autant que possible les limites du mal; on a alors une série de deux ou trois incisions courbes qui se redressent par le fait de la coaptation.

PREMIER PROCÉDÉ DE M. DESGRANGES DE LYON. — *Procédé dit en* \/‾. — Dans les cas de tumeur de la lèvre inférieure offrant un prolongement horizontal et un prolongement vertical, M. Desgranges préfère le procédé suivant :

Une première incision située un peu en dehors du prolongement vertical de la tumeur commence à la commissure voisine pour finir au menton.

Une deuxième incision semi-lunaire part de l'autre commissure, contourne le prolongement horizontal et s'arrête au prolongement vertical ou plutôt au petit côté de ce prolongement.

Une troisième incision réunit les deux précédentes; elle suit le prolongement vertical de la tumeur pour aboutir au menton, point où elle rencontre la première incision.

On a ainsi un *V* dont les deux branches sont inégales et une petite incision courbe partant de l'extrémité supérieure de la petite branche. L'incision peut donc affecter les deux formes suivantes ‿V V‿ selon que le prolongement horizontal de la tumeur est à droite ou à gauche. L'incision de ce procédé est, d'après M. Desgranges, en √‿; cette comparaison, quoique très hardie, n'est pas juste; dans le signe √‿ on a un *V* à branches égales et une ligne horizontale partant de l'extrémité supérieure de l'une des branches, ce qui n'existe pas dans le tracé que comporte ce procédé.

Procédé de Serre de Montpellier. — Pour une tumeur occupant la moitié de la lèvre inférieure et se prolongeant sur la joue, Serre de Montpellier a exécuté le procédé que voici :

Incision en *V* dont la pointe est dirigée en bas suivant le plus grand diamètre de la tumeur. Cette pointe peut être prolongée jusqu'au cartilage thyroïde.

De la commissure malade part une incision légèrement courbe à convexité supérieure que l'on peut, suivant les besoins de l'opération, prolonger jusqu'au voisinage du masséter.

Second procédé de M. Desgranges. — Si la tumeur compromet toute la lèvre inférieure, M. Desgranges cerne la tumeur par une incision en *V* à sommet inférieur, à branches légèrement courbes, à convexité tournée en dehors.

Deux autres incisions en triangle rectangle permettent d'emporter de chaque côté de la bouche un petit lambeau triangulaire. Ces triangles rectangles sont tracés un peu au-dessus de chaque commissure de telle sorte que leur hypoténuse touche la commissure et que les deux côtés perpendiculaires et égaux entre eux soient l'un vertical et l'autre horizontal.

On réunit les deux branches du *V*.

On en fait de même pour l'hypoténuse et le côté vertical de chaque triangle.

Procédé de Dieffenbach de Berlin. — Incision en *V* à sommet inférieur dirigé vers le menton.

Deux incisions ayant leur point de départ en dehors des commissures descendent parallèlement aux branches correspondantes du *V*.

Une incision horizontale partant de la commissure réunit les incisions parallèles d'un même côté.

Les plaies dues à la réunion des lambeaux sont abandonnées à elles-mêmes.

Procédé de Malgaigne. — Deux incisions d'égale longueur sont dirigées verticalement en bas et limitent de chaque côté les tissus dont il s'agit de faire l'ablation.

Une incision transversale réunit les extrémités inférieures de ces deux incisions et est prolongée de chaque côté au delà des points de croisement. De chaque commissure part une incision horizontale plus ou moins prolongée suivant les cas. Le mal enlevé, on dissèque les deux lambeaux quadrilatères circonscrits par ces incisions, on les amène sans violence sur la ligne médiane où on les fixe par quelques points de suture. Les nouveaux points des lambeaux en contact avec la lèvre supérieure sont réunis de la même manière.

Procédé de Camille Bernard et Malgaigne. — Incision en

V à laquelle on ajoute deux incisions transversales commençant à l'extrémité supérieure des branches du *V* et aboutissant un peu au delà des commissures.

Au-dessus et au-dessous de chacune de ces lignes transversales, on emporte avec le bistouri ou les ciseaux un lambeau triangulaire. On enlève donc quatre triangles de peau, deux de chaque côté et un peu en dehors de chaque commissure.

Procédé de Camille Bernard. — Deux incisions verticales d'égale longueur descendent jusqu'au bord inférieur de l'os maxillaire. Une incision transversale réunit inférieurement les deux incisions verticales et même les dépasse un peu de chaque côté.

On enlève ensuite au-dessus de chaque commissure un lambeau triangulaire, comme dans le second procédé de M. Desgranges.

On en fait autant au-dessous des prolongements de la grande incision transversale en dehors des points de rencontre de cette dernière avec les incisions verticales. On emporte de la sorte quatre lambeaux triangulaires.

Procédé a tiroir de Chopart. — Deux grandes incisions verticales circonscrivent latéralement la tumeur à enlever et descendent plus ou moins bas. Elles sont réunies dans leur partie moyenne par une incision transversale passant au-dessous de la tumeur. Ablation de la tumeur.

Dissection du lambeau quadrilatère tracé par les incisions. On le relève jusqu'à la hauteur de la lèvre opérée, ayant soin d'unir par des points de suture les bords latéraux.

Procédé de Roux de Saint-Maximin, en tablier. — Incision semi-lunaire comprenant tous les tissus que l'on veut enlever. Vaste décollement des parties molles de la région mento-cervicale que l'on relève jusqu'à la hauteur de la lèvre sacrifiée (Bouisson).

Procédé de Lisfranc. — Incision semi-lunaire cernant les tissus malades. De l'une des extrémités ou du milieu de cette première incision on en fait partir une seconde qui se porte verticalement en bas. Dissection des deux lèvres de cette seconde incision. Relèvement des deux lambeaux à la hauteur du bord dentaire du maxillaire inférieur et réunion par suture.

Procédé de Berg. — Pour enlever une tumeur siégeant sur toute l'étendue de la lèvre inférieure, Berg commence par la limiter à l'aide d'une incision courbe, à concavité supérieure et procède à son ablation.

Il trace ensuite un *V* à sommet inférieur situé au-dessous du maxillaire et légèrement en dehors de la ligne médiane du cou. L'une des branches du *V* remonte en haut, gagne la commissure opposée au sommet du *V* et rejoint l'incision semi-lunaire. L'autre branche, dirigée en sens inverse de la première est parallèle au bord inférieur du maxillaire. Elle est beaucoup plus petite et n'a, comme longueur, que le quart environ de celle de la grande branche du *V*. Le lambeau est redressé à la hauteur de la lèvre enlevée. Les lèvres de la plaie occasionnée par cette incision en *V* sont réunies dans toute leur étendue par des points de suture.

Procédé de Ledran et Mackensie. — Première incision courbe à concavité supérieure commençant à la commissure malade et cernant les tissus à enlever.

Deuxième incision courbe à concavité tournée du côté du mal, ayant son point de départ à une extrémité de la première incision, celle qui est opposée à la commissure malade et descendant plus ou moins suivant les cas.

Troisième incision parallèle et égale comme longueur à la première, circonscrivant avec les deux incisions précédentes un lambeau quadrilatère qui, disséqué, relevé, est amené sur le vide à combler et y est fixé par quelques points de suture sur ses bords. La plaie laissée par le lambeau relevé est également réunie par suture.

APPRÉCIATION DES PROCÉDÉS PAR GLISSEMEMT

Nous ne parlerons pas de l'excision simple qui n'est applicable qu'à une destruction partielle et superficielle de la lèvre inférieure.

Le procédé de Celse pourrait être employé plus souvent. Appliqué pour une tumeur n'occupant qu'une petite portion de la lèvre inférieure, il est défectueux. L'incision en *V* ne ménage pas assez la peau saine, et les incisions latérales deviennent inutiles. De plus, après guérison, on a trois cicatrices très apparentes que l'on aurait pu éviter par un autre moyen. Si la tumeur ou la perte de substance compromettait toute la lèvre inférieure et offrait un prolongement vertical descendant jusqu'au menton, ce procédé serait encore mauvais, car il donnerait toujours trois cicatrices proportionnelles comme étendue au développement du mal. En pareilles circonstances, les procédés de Horn, le premier procédé de M. Desgranges sont préférables, car après guérison ils ne donnent qu'une cicatrice. C'est déjà une amélioration, un avantage qu'il ne faut pas dédaigner.

Les incisions libératrices de Guillemeau et Thévenin

offrent de sérieux avantages et les plus grands inconvénients. Tout en reconnaissant les services qu'elles peuvent rendre, nous ferons remarquer : 1° qu'elles ne sont pas inoffensives; 2° qu'elles donnent naissance à de petites plaies et prédisposent aux complications inflammatoires consécutives. Il faut observer en outre que si ces incisions libératrices sont nombreuses, on a également de nombreuses cicatrices, de nombreuses traces indélébiles des imperfections de l'opération. L'incision en *V* de Horn donne un magnifique résultat quand la tumeur ou la perte de substance a de petites dimensions et ne dépasse pas la fossette du menton. C'est certainement celui qui use le moins de peau. Il a seulement l'inconvénient de laisser après lui une cicatrice très visible.

Il ne présente pas les mêmes avantages lorsque la tumeur est très développée et dépasse les limites que nous venons d'indiquer, car alors il faut prolonger la pointe du *V* très bas et sacrifier beaucoup de tissu sain. La cicatrice qui en résulte est très étendue et peut gèner les fonctions de la nouvelle lèvre.

Le premier procédé de M. Desgranges serait parfait si l'on pouvait cacher la cicatrice. Il sacrifie très peu de peau saine et donne d'excellents résultats. Il n'a qu'un tort, celui de n'être applicable qu'à un cas particulier. Avec le procédé de Serre de Montpellier, ses incisions nombreuses, on a une cicatrice énorme, une balafre très apparente, un aplatissement de la moitié inférieure de la joue dû, d'après M. Desgranges, au tiraillement des lambeaux. La lèvre supérieure est froncée et fait saillie en avant de la lèvre inférieure. L'orifice buccal est en outre très irrégulier. Enfin, comme accident pendant l'opération, on peut sectionner le canal de Sténon. Pour l'éviter, on doit faire l'incision transversale au niveau de la commissure des lèvres et la maintenir toujours à ce même niveau.

Les imperfections évidentes du second procédé de M. Desgranges ont frappé beaucoup de chirurgiens, et si l'on en croit Bouisson, on achète un peu cher une harmonie que la nature suffit elle-même à rétablir. On dépense inutilement du tissu sain; on a trois incisions, trois réunions; l'une d'elles peut manquer et entraîner la ruine des autres. Les chances de récidive augmentent proportionnellement au nombre d'incisions. Les trois cicatrices sont très marquées; leur disposition a pour effet de tirailler les deux lèvres, de diminuer leurs mouvements et de restreindre leurs fonctions.

Néanmoins M. Létiévant pense que ce procédé est applicable dans certains cas; il lui doit même plusieurs succès aussi complets qu'on peut le désirer.

Pour apprécier convenablement le procédé de Dieffenbach nous sommes obligé de reprendre tous les reproches que nous avons adressés aux procédés qui précèdent et d'en ajouter un nouveau, celui d'avoir deux plaies qui, livrées à elles-mêmes, sont dans les meilleures conditions pour être atteintes à bref délai par quelque accident inflammatoire.

A mesure que nous avançons dans notre examen critique des procédés par glissement, nous voyons les inventeurs de procédés s'acharner à les compliquer et à exagérer leurs défauts.

Malgaigne se donne beaucoup de peine pour perdre beaucoup de tissu sain et ouvrir une vaste brèche. Les deux lambeaux sont tiraillés ; les points de suture peuvent céder ; les cicatrices sont nombreuses et disposées de façon à rétrécir l'orifice buccal, à le rendre irrégulier et à abaisser le lambeau. Très souvent, à la partie supérieure du point de réunion des deux lambeaux existe une dépression médiane laissant voir les gencives et les dents, une encoche assez semblable à celle que l'on observe à la suite de l'opération du bec-de-lièvre.

Mécontent de ce premier procédé, Malgaigne s'associe avec Camille Bernard. A deux ils exploitent tout le bon terrain et le gaspillent sans profit. Ils arrivent ainsi à trouver un procédé qui ruine à la fois les lèvres et les joues.

Il en est de même de celui de Camille Bernard. Ce chirurgien regarde les lèvres et les joues comme un bien nuisible, il faut le dépenser : il multiplie comme à plaisir les incisions, emporte quatre lambeaux de tissu sain. Il va ainsi à l'encontre de tout précepte, de toute indication et accumule contre son procédé toutes les mauvaises chances.

Chopart a cru tourner toutes les difficultés en imaginant son procédé à lambeau inférieur. Tout le mal qu'on en a dit est réel. Il mérite en quelque sorte sa mauvaise réputation.

Son lambeau inférieur est en effet très exposé à descendre malgré les sutures de soutènement latéral et à mettre à découvert les gencives et les dents. Il peut en descendant former une sorte de poche où peuvent s'accumuler le pus, le sang, les liquides buccaux. La rétention de ces produits peut donner lieu à des clapiers, à des fusées purulentes qui nécessiteront plus tard des contre -

ouvertures, favoriseront la chute de l'édifice et l'explosion hâtive des complications inflammatoires. Les deux grandes cicatrices situées sur les bords verticaux des lambeaux sont très visibles. Leur rétraction est très forte. Comme il n'y a rien qui retienne le lambeau en haut, celui-ci, fatigué de lutter contre la pesanteur, finit par descendre.

Nous ne partageons pas l'opinion d'un grand nombre de chirurgiens sur le procédé de Roux de Saint-Maximin, contre lequel ils ont dressé une véritable machine de guerre. Ce procédé est sans doute trop simple, trop facile; à ce titre il a droit à la réprobation universelle. Bouisson lui-même n'a pas pu s'empêcher de formuler contre lui un terrible réquisitoire. Il l'accuse de provoquer une inflammation profonde, très vive; de créer un réceptacle pour les humidités buccales, le sang, le pus, d'exposer aux hémorrhagies profondes par suite de la difficulté de lier les vaisseaux dans le sinus qui résulte du décollement de la peau, d'amener la rétention des produits sécrétés ou exhalés, de donner naissance à des rétractions cicatricielles abaissant le lambeau et déterminant au moment de la cicatrisation l'irrégularité et l'enroulement du rebord labial. En décrivant les modifications apportées à ce procédé par M. Létiévant, nous nous promettons de faire ressortir le peu de fondement de toutes ces accusations.

La ressemblance du procédé de Lisfranc avec celui de Roux doit lui attirer les mêmes reproches. Il a un inconvénient de plus, celui de la cicatrice.

On se demande ce que signifie le *V* du procédé de Berg; les incisions qui le composent facilitent sans doute le glissement du lambeau, mais cet avantage est bien petit si l'on considère les deux grandes cicatricess qui en résultent. Grâce à leur dispositon, à leur rétraction constante, ces cicatrices entraîneront forcément le lambeau en bas. Nous ne répugnons pas à voir adopter quelquefois le procédé de Ledran et Mackensie. Malgré ses deux cicatrices, il est encore commode et surtout économique. Il use en effet très peu de peau.

II. — Procédés par rotation.

Cette classe renferme :

1° Les procédés en pont;

2° Les procédés par incisions.

1°. — Procédés en pont.

Procédé d'Ollier, de Lyon; de Viguerie, de Toulouse, et de Morgan, chirurgien de l'hôpital de Guy.

Procédé d'Ollier, de Lyon. — Pont sus-hyoïdien avec îlot mentonnier de soutien.

Procédé de Viguerie de Toulouse. Pour enlever une tumeur ayant envahi toute la lèvre inférieure Viguerie de Toulouse ménagea une languette de peau saine par une double incision parrallèle au bord de la mâchoire inférieure et à égale distance de ce bord et de la hauteur des commissures labiales. Ce pont entamé fut élevé et fixé à la hauteur de la lèvre inférieure. La plaie à laquelle ce pont avait donné naissance fut réunie par trois points de suture (Bouisson).

Procédé de Morgán. — La tumeur occupait la lèvre inférieure et l'une des commissures.

1° Ablation de la tumeur.

2° Incision à deux pouces au-dessous et parallèle à la première et une autre semblable dans la région sus-hyoïdienne. Entre ces deux incisions était comprise une bandelette adhérente par ses extrémités et détachée dans son milieu qui devait former un pont. Ce pont fut relevé au devant de la bouche et fixé par quelques points de suture aux angles de l'ouverture buccale. La tête fut fléchie et la plaie fut également réunie par suture.

APPRÉCIATION DES PROCÉDÉS EN PONT

Ces trois procédés ont un air de famille qui doit les faire juger collectivement. Ils sont compliqués, très difficiles et applicables seulement à des cas tout à fait particuliers. Il est impossible de généraliser leur application.

Le lambeau est emprunté à une région où la peau n'est pas toujours saine et qui bien souvent est couverte de cicatrices.

Si l'on veut enlever les deux ganglions qui dans le cas de cancroïde de la lèvre inférieure, sont ordinairement atteints, on est forcé de pratiquer deux petites incisions qui pourront gêner pour détacher la bandelette qui doit constituer le pont.

On néglige du tissu sain très propre pour une bonne restauration de la lèvre inférieure. On délaisse les parties voisines, pour emprunter aux parties éloignées. La plaie opératoire créée par la taille du lambeau doit être réunie et laisse toujours après elle une vaste cicatrice transversale qui attire en bas les tissus sus-jacents. Le bord inférieur du pont, une fois la guérison complète, engendre une seconde cicatrice transversale semblable à la précédente et qui tend comme elle à abaisser le lambeau.

Avec ces procédés exceptionnels on augmente le traumatisme opératoire, on favorise en quelque sorte la récidive et on travaille beaucoup pour retirer peu de profit.

2°. — Procédés par incisions.

Procédés de Lallemand, de Sédillot, de Bruns. de Landreau, de Buchanam, de Teale.

Procédé de Lallemand. — (Lambeau cervical simple) employé par l'auteur pour réparer une moitié de la lèvre inférieure et de la joue.

1° Confection d'un lambeau aux dépens de la part i latérale du cou en avant du sterno-cleido-mastoïdien.

2° Dissection et relèvement de ce lambeau.

3° Applications de points de suture pour le fixer.

4° Réunion des deux lèvres de la plaie résultant de la taille du lambeau.

Il faut avoir soin de ne pas tordre le lambeau sur son pédicule, mais de lui faire exécuter une rotation d'un quart de cercle. Cette rotation suffit pour l'amener sur le vide à combler.

Procédé de Sédillot ou à double lambeau juxtaposé. — Incision parallèle au bord libre de la lèvre et aboutissant à deux incisions verticales descendant des commissures et prolongées par en bas aussi loin qu'il est nécessaire. En dehors de chaque commissure, on pratique une incision verticale parallèle aux incisions verticales déjà indiquées et on réunit inférieurement les deux incisions verticales d'un même côté par une petite incision transversale dirigée parallèlement au bord inférieur du maxillaire.

Les deux lambeaux sont disséqués, affrontés et réunis sur la ligne médiane.

Procédé de Bruns. — Les lambeaux sont en sens inverse de ceux du procédé de Sédillot; leur bord libre est en haut au lieu d'être en bas.

Procédé de Landreau, ou en crochet. — Le pédicule du lambeau est limité par deux incisions concentriques. Ces deux lignes courbes sont ramenées à la ligne droite par l'élasticité des tissus. Le lambeau pris plus loin se redresse sur son point d'adhérence.

Procédé de Buchanam ou en *X*. — On a attribué ce procédé à Syme. Alphonse Guérin et Macleod de Glascow l'attribuent à Buchanam.

Incision en *X* ou deux *V* opposés se touchant par leur sommet, à laquelle on ajoute deux petites incisions partant de l'extrémité inférieure des branches de l'*X* et parallèles aux branches du *V* supérieur.

Procédé de Teale. — Deux lambeaux parallélogrammatiques sont empruntés aux joues et aux parties latérales du menton. Ils laissent entre eux un petit îlot mentonnier de peau saine. On les dissèque, on les relève au-dessus de l'îlot. On les affronte ensuite et on les fixe sur la ligne médiane à l'aide de plusieurs points de suture,

APPRÉCIATION DES PROCÉDÉS PAR INCISIONS

Au premier coup d'œil, on remarque que tous ces procédés se ressemblent. Il serait donc puéril d'énumérer séparément leurs inconvénients. Tous ces procédés sont en effet d'une exécution difficile ; ils donnent naissance à une ou plusieurs plaies, à une ou plusieurs cicatrices étendues très visibles. La conservation des formes et des fonctions n'est pas garantie par ces procédés. On prévoit tous les désagréments qui en sont la conséquence. Le procédé de Lallemand offre un danger qu'il est bon de signaler. On risque en taillant le lambeau cervical d'intéresser ou de dénuder la veine jugulaire externe, accident grave qu'il faut surtout redouter.

Comme procédé mixte, il est intéressant de décrire le procédé de restauration de la lèvre inférieure par échange d'une lèvre à l'autre, de la lèvre supérieure à la lévre inférieure. Ce procédé dû à Stein, de Copenhague, appartient un peu à toutes les méthodes et ne rentre dans aucune des catégories que nous avons faites. C'est pour ce motif que nous l'avons réservé pour la fin.

Procédé de Stein de Copenhague. — Incision en *V* pour enlever les tissus malades. Réunion de la partie inférieure du *V*. Dissection du repli muqueux qui unit la lèvre supérieure au bord gingival.

Confection d'un lambeau triangulaire découpé sur toute l'épaisseur de la lèvre supérieure par deux incisions et par transfixion. Son sommet atteint la sous-cloison et sa base se confond avec le bord respecté de la lèvre supérieure. Une nouvelle incision verticale et exactement médiane divise dans toute sa hauteur ce premier lambeau et le décompose en deux lambeaux triangulaires, latéraux et symétriques.

Rabattus et engagés dans la substance de la lèvre inférieure, ces lambeaux sont fixés de telle sorte que le bord interne devenant externe par l'abaissement soit uni à la branche correspondante du *V* de la perte de substance et que le sommet s'enclave dans l'angle rentrant de celle-ci; les bords externes devenus internes laissent entre eux un espace peu étendu, ont ainsi trois orifices, un médian losangique formé par quatre bords saignants et deux ouvertures latérales constituées par ce qui restait de la bouche normale, c'est-à-dire par des bords secs depuis les lambeaux renversés jusqu'aux commissures.

Pour empêcher l'adhérence des lèvres et alimenter le malade une sonde doit être introduite dans la fente médiane.

Vingt jours après l'opération, on incise le pont qui de chaque côté met en rapport les deux lèvres.

Partant de cette idée, on pourrait simplifier l'opération et avoir recours à une incision en *V*, à l'avivement et à l'occlusion incomplète de lèvres. On ménagerait ainsi une ouverture médiane par laquelle on pourrait alimenter le malade. Une fois la réunion solide, on n'aurait qu'à séparer les deux lèvres, à suturer peau et muqueuse, à les écarter et à les empêcher d'adhérer.

Appréciation du procédé de Stein. — La lecture seule de ce procédé démontre qu'il n'est pas applicable, aussi nous nous garderons bien de recommander sa mise en pratique.

CHAPITRE IV

ACCIDENTS CONSÉCUTIFS A LA CHEILO-STOMATOPLASTIE. — PHÉNOMÈNES PHYSIOLOGIQUES DUS A LA CHEILO-STOMATOPLASTIE. — IMPORTANCE DE LA CHEILO-STOMATOPLASTIE. — INDICATIONS ET CONTRE-INDICATIONS DE LA CHEILO-STOMATOPLASTIE.

I

ACCIDENTS CONSÉCUTIFS A LA CHEILO-STOMATOPLASTIE

La cheilo-stomatoplastie peut être le point de départ, l'origine d'accidents inflammatoires divers que nous allons brièvement résumer, en procédant du simple au composé.

Il faut citer :

1° L'ulcération des tissus au niveau des points d'appui des épingles ou des fils métalliques employés pour la réunion des lambeaux. Ces ulcérations sont dues à la présence de ces corps étrangers dans la plaie et aux tiraillements incessants auxquels sont soumis les opercules. Quelquefois ces ulcérations sont très légères et n'envahissent qu'un ou deux points de suture. Dans d'autres cas tous les points sur lesquels reposent les sutures sont pris et ulcérés.

La déchirure des bords du lambeau par les fils métalliques ou les épingles peut avoir lieu :

Si l'adhérence des lambeaux à l'os maxillaire n'est pas très intime, comme ils ne sont plus soutenus, ils se séparent, se décollent ; l'écart qui en résulte peut gêner considérablement la réunion par première intention et retarder beaucoup la cicatrisation.

Cette irritation continue peut-être aussi la cause occasionnelle d'un abcès, d'un érysipèle, etc., ou de toute autre complication inflammatoire compromettant le succès de l'opération. Parfois la gangrène du lambeau peut en être la conséquence. Cet accident est le plus à craindre, car il entraîne après lui le défaut total de réunion, l'établissement de fistules anormales et des rétractions cicatricielles que l'on peut combattre par une nouvelle opération, mais qui le plus souvent sont presque irrémédiables.

L'hémorrhagie consécutive est assez rare ; dans les cas où elle survient, elle peut décoller les lambeaux. Habituellement, la compression légère exercée par le pansement, un morceau de glace dans la bouche, suffisent pour l'arrêter.

Notons, en terminant, la récidive qui, d'après M. Létiévant, n'est pas toujours constante. Celle-ci survient parfois à bref délai, presque immédiatement après l'opération. Quelquefois elle met plusieurs mois, plusieurs années et tarde plus ou moins longtemps à apparaître. Enfin, dans certains cas, elle ne se montre pas du tout.

Un fait acquis, c'est que les accidents inflammatoires secondent et provoquent son apparition.

II

PHÉNOMÈNES PHYSIOLOGIQUES CONSÉCUTIFS A LA CHEILO-STOMATOPLASTIE

Pendant les vingt-quatre heures qui suivent l'opération, les tissus opérés réagissent, s'enflamment, deviennent rouges, tuméfiés, chauds et sensibles. Si le malade est docile, s'il garde l'immobilité absolue, s'il évite de parler, de faire n'importe quel mouvement avec les lèvres, si le pansement est bien fait et si les lambeaux, bien affrontés, ne sont pas tiraillés, l'exhalation plastique est très abondante, les trajets vasculaires nouveaux se forment rapidement et la réunion immédiate a lieu au bout de vingt-quatre, quarante-huit heures.

Depuis l'introduction du pansement de Lister dans la pratique journalière de la chirurgie, ces réunions par première intention sont très fréquentes. Si les choses se passent ainsi, la sensibilité de la nouvelle lèvre est intacte. La motilité, sans être parfaite, est suffisante. Cependant la nouvelle lèvre n'a pas de mouvements propres, mais des mouvements solidaires associés aux mouvements de la lèvre supérieure et des parties voisines. Néanmoins ces mouvements sont assez étendus pour n'apporter aucun obstacle aux actes préliminaires des fonctions organiques des lèvres.

On a prétendu que dans quelques cas de restauration de la lèvre inférieure par le procédé de Roux, la nouvelle lèvre inférieure était immobile et que ce défaut de mobilité tenait à la négligence pendant l'opération d'un petit revêtement interne muqueux ou bien à l'adhérence trop forte du lambeau avec le maxillaire inférieur. Nous ferons remarquer que cette immobilité n'existe pas toutes les fois qu'on a la précaution de faire dépasser au lambeau le rebord dentaire du maxillaire inférieur et de le maintenir à ce niveau pendant un temps suffisant. Dans quelques circonstances, les suites ne sont pas aussi simples. Si le pansement est mal fait, si le malade est réfractaire aux bons conseils qu'on lui donne, s'il défait son pansement ou commet quelque imprudence grave, de petites déchirures avec suintement sanguin continuel se produisent, des excoriations superficielles d'abord, puis profondes ne tardent pas à se montrer et siègent principalement au niveau des points de suture. Parfois une hémorrhagie se déclare, détruit les adhérences déjà établies, rend la réunion impossible et expose à tous les dangers inflammatoires signalés ci-dessus.

Souvent les phénomènes observés diffèrent un peu. Les lambeaux sont quelquefois pâles, engourdis, tuméfiés, presque insensibles. Ce faciès spécial des lambeaux est transitoire ; en général, le succès de l'opération n'est pas compromis, la guérison est seulement retardée ; car peu à peu et par des variations insensibles, l'état local s'amende et tout finit par revenir à un état voisin de l'état normal et très compatible avec les fonctions des lèvres.

III

IMPORTANCE DE LA CHEILO-STOMATOPLASTIE

En rétablissant les formes, les fonctions des lèvres, la cheilo-stomatoplastie remédie à une foule d'embarras que la prothèse mécanique est impuissante à faire disparaître. En donnant à l'opéré une bouche convenable, régulière, à peu près normale, elle favorise l'alimentation, la mastication, la digestion; elle rend la parole et l'expectoration plus faciles. En retenant la salive et les mucosités dans la bouche, elle guérit une infirmité gênante qui fait le désespoir des malades, obligés qu'ils sont d'avoir constamment un mouchoir sur la bouche ou tout autre appareil destiné à recueillir ces liquides ou à prévenir leur écoulement incessant. Elle prévient l'irritabilité des tissus voisins, les souillures de la barbe, des appareils de pansement, des vêtements, la fétidité de l'haleine, l'altération des gencives, l'ébranlement des dents, le prolapsus de la langue, l'endolorissement des tissus, l'épuisement et la déchéance de l'économie. Elle permet à l'opéré, qui naguère était pour ses semblables un objet de dégoût, de rentrer dans la vie sociale, de n'être plus isolé et de vaquer à ses affaires sans attirer sur lui les regards du public. Elle lui facilite l'accomplissement de certains actes passionnels ou autres qui le consolent et l'aident à supporter la vie. En un mot elle restitue une harmonie que le mal s'acharnait à détruire et qu'un morceau de peau a suffi pour réparer.

Ces raisons expliquent la valeur et l'importance de la

cheilo-stomatoplastie et les services immenses qu'elle peut rendre. Elles imposent au chirurgien le devoir d'intervenir toutes les fois qu'il le jugera nécessaire.

C'est à ce travail que nous allons nous livrer immédiatement.

I

INDICATIONS ET CONTRE-INDICATIONS DE LA CHEILO-STOMATOPLASTIE

Cette opération est indiquée dans les cas de difformités congénitales ou accidentelles de la lèvre inférieure, de pertes de substance survenant à la suite d'un traumatisme, d'une affection gangréneuse, etc., etc.

Il faut toutefois que la perte de substance à effacer ne soit pas trop considérable et qu'on puisse la réparer sans trop de dégâts pour les tissus voisins. Les néoplasmes de la lèvre inférieure réclament également cette opération toutes les fois que leur incurabilité évidente, leur développement excessif et leur généralisation ne constituent pas une formelle contre-indication.

Le choix des procédés varie suivant l'étendue et le siège de la difformité de la perte de substance. Lorsque celles-ci sont petites, il est indifférent de choisir tel ou tel procédé. Les plus simples sont les meilleurs et donnent les meilleurs résultats. Ils ménagent le tissu sain et en cas d'échec d'une première opération ils laissent la liberté de recourir à un autre procédé. Si cette opération est faite pour réparer la destruction partielle ou totale de la lèvre inférieure par un néoplasme, le choix du procédé est d'une importance capitale ; c'est même le point le plus essentiel. Il faut toujours avoir bien présente à l'esprit la récidive probable et même à court délai, malgré les assertions de quelques chirurgiens qui prétendent que dans quelques cas rares on peut, par une opération hâtive, empêcher la récidive. Pour nous, nous ne serons pas aussi affirmatif et nous admettrons jusqu'à nouvel ordre qu'aucune méthode, qu'aucun procédé ne met à l'abri de cette redoutable éventualité, et imbu de ce principe nous adoptons le précepte suivant :

Faire choix d'un procédé qui use le moins possible de peau et qui, en cas de récidive, permette une nouvelle opération. En agissant ainsi, tout est bénéfice pour l'opérateur et pour l'opéré.

CHAPITRE V

DESCRIPTION DU NOUVEAU PROCÉDÉ DE M. LÉTIÉVANT. — MÉCANISME DE LA GUÉRISON PAR CE PROCÉDÉ. — INDICATION ET CONTRE-INDICATION DU NOUVEAU PROCEDÉ. — RELATION D'OBSERVATIONS. — FAITS CLINIQUES. — APPRÉCIATION DU NOUVEAU PROCÉDÉ.

I

DESCRIPTION DU NOUVEAU PROCÉDÉ DE M. LÉTIÉVANT

Préliminaires listériens.

Brouillard ou nuage phéniqué produit par un pulvérisateur à vapeur; lotions sur les tissus à enlever avec eau phéniquée 5 0/0. Le voisinage du champ opératoire, les mains de l'opérateur, des aides, des assistants, les instruments, doivent être désinfectés par un lavage avec la même solution phéniquée.

Instruments et objets.

Deux pinces hémostatiques.

Un bistouri ou des ciseaux courbes.

Une pince à dissection.

Un bout de sonde en gomme.

Des aiguilles, du fil métallique.

Une large cuvette dans laquelle on met tous ces instruments que l'on lave avec soin et que l'on submerge ensuite avec une solution phéniquée 5 0/0.

Deux éponges neuves trempées dans eau bouillante exprimées fortement et lavées ensuite à l'eau phéniquée 5 0/0.

Un pansement de Lister.

Deux litres d'eau phéniquée 5 0/0.

Attitude du malade, des aides et du chirurgien.

Le malade est couché ou assis; cette dernière position est préférable. Pour cela, on fait asseoir le malade sur une forte chaise en bois et on le maintient assis à l'aide de fortes courroies.

Un premier aide procède à l'anesthésie par l'éther et fixe la tête; si le malade est couché, il prévient seulement les mouvements de latéralité et élève légèrement le menton. S'il est assis, l'aide fait bomber sa poitrine contre laquelle il appuie la tête du patient qu'il empêche de fuir, d'exécuter des mouvements désordonnés. Il doit en même temps la fixer avec les mains et la tenir dans la rectitude, le menton légèrement élevé.

Un deuxième aide fait passer les instruments.

Un troisième aide se tient prêt pour éponger, comprimer avec les doigts les artères qui donnent et faciliter la dissection du lambeau. Le chirurgien, placé en face du malade et armé d'un bistouri, s'apprête à exécuter l'opération. Le premier aide est indispensable; les deux autres ne jouent qu'un rôle accessoire. Très souvent le chirurgien pourra se passer d'eux et remplir à lui seul une triple fonction, c'est-à-dire prendre ses instruments, éponger, comprimer et opérer.

Opération.

L'opération comporte quatre temps :

Premier temps. — *Tracé de l'incision et ablation de la tumeur.* — Incision courbe à concavité supérieure passant à quelques millimètres au-dessous des limites du mal.

Saisir les tissus malades entre le pouce et l'index de la main gauche et les détacher de l'os avec le bistouri ou les ciseaux courbes.

Deuxième temps. — Dissection du lambeau, décollement des parties molles du menton et du cou en rasant l'os maxillaire pour éviter de faire des boutonnières.

La séparation de la peau du menton exige l'emploi du bistouri; celle du cou se fait avec les doigts. On doit pousser la dissection assez loin pour permettre le redressement ou plutôt le relèvement des tissus sur la perte de substance à combler. Il faut éviter toute violence, tout tiraillement du lambeau.

TROISIÈME TEMPS. — *Restauration de la lèvre inférieure.* — Pour obtenir ce résultat, on relève les tissus que l'on vient de disséquer et on leur fait dépasser d'un centimètre au moins le bord dentaire de la mâchoire inférieure. Pour les maintenir d'une façon permanente dans cette situation, on se sert d'un petit appareil très commode et très simple. Cet appareil se compose d'un morceau de sonde en gomme de trois à six centimètres de longueur; à chacune de ses extrémités est fixé un fil métallique double muni d'une aiguille courbe. Ce débris de sonde est placé transversalement sur les tissus ainsi relevés un peu au-dessus de la saillie du menton.

Les extrémités doivent être situées à égale distance de la ligne médiane. Le lambeau est ensuite traversé dans les points correspondants à ces extrémités par l'aiguille et le fil métallique double. L'aiguille est retirée et le fil métallique double est enroulé aux dents les plus rapprochées. Cet enroulement doit être suffisant pour exercer une légère traction sur le lambeau et le maintenir relevé sans violence. L'appareil dans son ensemble représente un trapèze, la comparaison, tout en ayant le mérite d'être originale, est trèst juse. Le bout de sonde représente la barre; les deux fils métalliques doubles les cordes, et les dents voisines les crochets qui supportent le tout. Sur ce trapèze est un gymnasiarque représenté ici par la nouvelle lèvre qui exécute le tour suivant : placée entre la barre et les crochets et traversée par les cordes, elle est maintenue relevée et en contact avec le maxillaire inférieur par la barre. L'application de cet appareil est toujours possible, même lorsque le malade n'a plus de dents. On supplée à l'absence de ces points d'appui à l'aide de l'appareil dont se sert M. Martin, de Lyon, pour réduire les fractures du maxillaire inférieure. Cet appareil porterait seulement de chaque côté deux petites pointes autour desquelles on enroulerait le fil métallique double du trapèze. Parfois les dents sont très serrées et on a beaucoup de peine pour faire glisser dans leurs intervalles les fils métalliques doubles. On est obligé dans ces cas de porter le fil métallique assez loin dans la bouche et de le fixer aux dents les plus saillantes. Quelquefois le fil métallique est tendu dans la cavité buccale et représente la corde d'un arc formé par le quart ou la moitié antérieure du rebord dentaire du maxillaire inférieur.

En pareille occurrence il faut avoir soin de placer la langue au-dessus du fil métallique. Cette précaution est indispensable ; car s'il en était autrement, le malade pourrait, en élevant la langue, soulever le fil métallique, priver ainsi le lambeau de son soutien et compromettre le résultat final de l'opération.

Quatrième temps. — *Restauration des deux commissures.* — La restauration de la lèvre inférieure est presque terminée. Pour compléter cette restauration et lui fournir deux nouveaux soutiens on taille par transfixion au voisinage de chaque extrémité de la lèvre supérieure un petit lambeau triangulaire comprenant tout le rebord muqueux de la lèvre supérieure. Ces deux lambeaux à sommet libre du côté des commissures, à base adhérente du côté de la ligne médiane, sont repliés, fléchis un peu sur eux-mêmes, de telle sorte que leur face saignante soit en contact avec les points correspondants du bord libre du lambeau.

Quelques points de suture fixent ces deux lambeaux et les maintiennent dans cette situation. On refait ainsi deux nouvelles commissures. On ne suture pas la peau et la muqueuse du bord libre du lambeau. Après l'opération, la nouvelle lèvre inférieure présente une saillie médiane, une dépression de chaque côté et un ou deux replis à chaque commissure. La nouvelle bouche est très coquette, très régulière et de moyenne dimension. Elle donne un air très gracieux à l'opéré. Ce dernier a l'air de sourire et en le regardant on est tenté de l'imiter.

Hémostase.

L'hémostase est très facile. On peut lier, tordre ou comprimer sans difficulté les artères qui donnent. La compression est toujours suffisante. Elle est d'abord exercée par les doigts de l'aide, par les pinces hémostatiques et enfin par le pansement.

Pansement.

Appliquer sur le bord saignant du lambeau et sur chaque commissure un carré de silk-protective de Lister (ou taffetas vert gommé) de même dimension que la plaie et les sutures. Sur les tissus relevés une éponge fine et par dessus le tout un pansement listérien légèrement compressif.

II

MÉCANISME DE LA GUÉRISON

Immédiatement après l'opération se manifeste une vive réaction de la part des tissus traumatisés. Si le pansement est bien fait, la compression légère et douce, l'adhérence du lambeau au maxillaire inférieur est complète au bout de vingt-quatre heures. On pourrait à ce moment enlever le petit trapèze le soutien du lambeau; nous croyons plus prudent et plus sûr de le laisser cinq ou six jours en place, d'autant plus qu'il est bien toléré par le malade. Cet appareil ne lui cause pas la moindre gêne, la moindre douleur. Les points de suture sont enlevés du sixième au huitième jour après l'opération. Il faut veiller à ne pas en oublier. Pendant les quinze premiers jours la nouvelle lèvre reste proéminente sur la ligne médiane. Les replis et la dépression qui existent de chaque côté n'ont pas encore disparu. Au bout d'un mois tout est rentré dans l'ordre. La bouche est très régulière, très bien conformée. La lèvre inférieure est un peu mobile. Près de la racine des dents existe un petit sillon labio-gingival. Le bord libre de la nouvelle lèvre s'est arrondi. Avec ce procédé nous n'avons jamais vu les choses se passer autrement, et la guérison parfaite est la règle.

III

INDICATIONS ET CONTRE-INDICATIONS

Ce procédé est le plus économique de tous. C'est le procédé d'épargne par excellence. Il est applicable dans les cas suivants :

1° La tumeur ou l'affection qui réclame la cheilo-stomatoplastie occupe transversalement une certaine portion de la lèvre inférieure. Les lèvres sont trop petites pour avoir recours à l'excision simple;

2° Elle compromet toute la lèvre inférieure;

3° Elle siège sur la lèvre inférieure et empiète sur l'une des commissures ou sur toutes les deux;

4° Elle envahit toute la lèvre inférieure et les tissus sous-jacents jusqu'à la fossette du menton.

Si la tumeur est énorme et dépasse les limites que nous venons de tracer, ce procédé n'est plus applicable.

Observation I. — *Hôtel-Dieu de Lyon, salle Saint-Louis, n° 77.* — Marie-Claude Br.. né à Gresle (Loire), domicilé à Montagny (même département). Journalier, 65 ans. Entré le 17 mai 1880, opéré le 19 mai 1880. Sorti guéri le 23 juin 1880.

Diagnostic. — Cancroïde de la lèvre inférieure. Pas d'antécédents héréditaires. Bonne santé antérieure. Excès de tabac. Le malade fume beaucoup et mâche souvent du tabac. Le début de son affection remonte à trois ans. Elle a commencé par un bouton, situé sur la partie moyenne de la lèvre inférieure et par une petite ulcération qui s'est développée à ce niveau. L'ulcération a toujours fait des progrès, et occupe au moment de son entrée toute la lèvre inférieure. Elle empiète même sur les deux commissures. La tumeur est très exubérante, anfractueuse, irrégulière, spongieuse. Pressée entre les doigts, elle laisse suinter goutte à goutte un liquide ichoreux, grisâtre, très fétide. Si on augmente cette pression, on la fait saigner. Certains points de cette tumeur sont couverts de croûtes épaisses, noirâtres, difficiles à détacher. Au dessous d'elles on trouve une surface ulcérée saignante, bourgeonnante, présentant, des saillies et des dépressions très nettement accusées. La tumeur est dure. C'est même à cette induration particulière qu'on peut reconnaître les limites du mal. Inférieurement la tumeur dépasse le pli mentonnier. La lèvre inférieure a un volume anormal. La difformité constituée par la tumeur est considérable.

Opération. — Opéré le 19 mai par M. Létiévant. Application de son nouveau procédé. Anesthésie par l'éther. Incision semi-lunaire dépassant le pli mentonnier et aboutissant de chaque côté un peu en dehors des commissures. Ablation de la tumeur. Décollement des tissus sous-jacents, en rasant l'os. C'est peut-être le temps le plus difficile de l'opération. Il renverse ensuite la peau déjà décollée et prend garde de l'entamer avec le bistouri. La dissection de la peau du menton est faite d'une manière suffisante dans tous les sens. Arrivé à la région sus-hyoïdienne, il abandonne le bistouri et se sert seulement des doigts. La dissection du lambeau terminée, il l'essaye et juge si la dissection est suffisante. Il est obligé d'essayer le lambeau plusieurs fois et chaque fois il pousse un peu plus loin le décollement de la peau de la région sus-hyoïdienne. Il redresse enfin sans violence et sans effort le lambeau, fait dépasser à son bord libre le rebord dentaire du maxillaire inférieur et le maintient à cette hauteur à l'aide du petit appareil que nous avons déjà décrit, d'un trapèze. Il taille ensuite par transfixion à chaque extrémité de la lèvre supérieure un petit lambeau muqueux triangulaire à sommet libre en dehors, à base adhérente en dedans, les replie sur eux-mêmes et les fixe par la suture aux points correspondants du bord libre et saignant du lambeau. Il restaure ainsi les deux commissures. L'opération finie, le malade a une nouvelle bouche très bien conformée. On dirait qu'il a un sourire éternel sur les lèvres. Cet aspect particulier du malade égaye M. Létiévant et tous les assistants. Comme pansement M. Létiévant applique un pansement de Lister dans lequel il intercale une éponge neuve phéniquée. Ce pansement exerce une légère compression de bas en haut et transversalement.

Le 24 mai on enlève le premier pansement, les points de suture et le bout de sonde en gomme. Le malade va à merveille, le 23 juin, guérison complète. Pas de traces de l'opération.

Obs. II. — *Hôtel-Dieu de Lyon, salle Saint-Louis, n° 85.* — Jean La.., né à Nauton (Saône-et-Loire), y demeurant. Cultivateur, 50 ans. Entré le 29 mars 1881. Opéré le 6 avril 1881. Sorti guéri le 20 avril 1881.

Diagnostic. — *Cancroïde de la lèvre inférieure.* — Pas d'antécédents héréditaires. Excellente santé antérieure. Abus de tabac. Grand fumeur. Le malade en fumait pour 0, 50 centimes par jour. Début il y a deux ans par un petit bouton sur la moitié droite de la lèvre inférieure. Aujourd'hui 29 mars 1881, vaste perte de substance courbe semi-lunaire occupant presque toute la lèvre inférieure, mais surtout la moitié droite et dépassant en bas le pli mentonnier. La commissure droite est détruite, la commissure gauche paraît peu atteinte. Les gencives et les dents sont mises à nu. Les dents sont noires, usées par le tuyau de la pipe. Les bords de l'ulcération sont renversés en dehors. Au premier coup d'œil on croirait que les tissus disparus ont été emportés à l'aide d'un instrument tranchant. Le malade est très gêné pour parler, pour manger. De la partie la plus déclive de l'ulcération la salive et le pus s'écoulent continuellement, ce qui oblige le malade à avoir constamment un mouchoir sur la bouche et à s'essuyer fréquemment le menton. La difformité produite par cette perte de substance est très accusée. L'aspect du malade est repoussant.

Opération. — 6 avril 1881. — Le malade assis sur une solide chaise en bois et maintenu dans cette position à l'aide de courroies, est soumis à l'anesthésie par l'éther. Tous les aides sont à leur poste. Dès que la sensibilité est un peu émoussée. M. Létiévant commence l'opération. Un aide tient la tête du malade appuyée contre sa poitrine et la fixe dans la rectitude le menton légèrement élevé. Tous les tissus atteints par le cancroïde sont emportés par le bistouri. L'incision part de l'une des commissures, descend en s'incurvant, dépasse le pli mentonnier et remonte ensuite vers l'autre commissure. L'incision est donc semi-lunaire à concavité supérieure. Un aide comprime avec les doigts les deux bouts de la coronaire inférieure et interrompt cette compression pour faciliter l'application de deux pinces hémostatiques. Les tissus sains du menton et de la région sus-hyoïdienne sont disséqués. Le décollement de la peau du menton exige l'emploi du bistouri. Celui de la peau du cou demande l'intervention des doigts. En procédant de la sorte, on évite de faire des boutonnières, d'entamer le lambeau. Les tissus qui doivent contribuer à la formation de la lèvre inférieure sont amenés sur l'emplacement qu'ils doivent désormais occuper et redressés à la hauteur de la lèvre sacrifiée. Ce redressement est rendu permanent à l'aide du petit trapèze décrit plus haut. Deux lambeaux triangulaires muqueux sont taillés par transfixion. Ils ont leur sommet libre tourné en dehors et adhèrent par leur base tournée vers la ligne médiane. Ces petits lambeaux pris aux extrémités de la lèvre supérieure, un de chaque côté, sont fléchis sur eux-mêmes et adaptés à l'aide de quelques points de suture aux points correspondants du lambeau redressé. Le redressement du lambeau et la restauration des commissures terminés, les deux ganglions sous-maxillaires que l'on trouve sur la face externe du maxillaire inférieur et sur le trajet de la faciale sont énuclés. Deux ou trois points de suture sont nécessaires pour rapprocher les lèvres des incisions exigées par leur ablation. Un carré long de *silk protective* et de même dimension que le bord libre et saignant du lambeau est appliqué sur ce bord libre. Sur le lambeau redressé est placée une éponge et par dessus le tout un pansement de Lister médiocrement compressif. M. Létiévant nous fait remarquer qu'il ne faut pas exagérer la compression que doit exercer le le pansement. Si la compression était trop forte, la mortification du lambeau pourrait en résulter, ce qui, du reste, arriverait avec n'importe quel procédé. On doit se rappeler que l'os maxillaire inférieur constitue un plan très résistant contre lequel le lambeau redressé ne doit pas être fortement appliqué. L'oubli de cette précaution pourrait plus tard causer à l'opérateur de sérieux ennuis.

Le 8 avril, le premier pansement est défait, la nouvelle lèvre inférieure un peu proéminente sur la ligne médiane est très élégante et admirable à voir. L'orifice buccal a des dimensions normales. L'ensemble de la physionomie du malade parait gracieux et souriant. Si on compare l'aspect actuel du malade avec celui qu'il présentait au moment de son entrée, on peut, sans être taxé d'exagération, avancer qu'il a été totalement transformé. *Quantum mutatus ab illo !*

Le 20 avril 1881, le malade est complètement; guéri la lèvre inférieure est à peine saillante sur la ligne médiane. Les dépressions et les replis latéraux sont effacés. La guérison est parfaite. Le bord de la nouvelle lèvre est arrondi. En l'écartant, on constate l'existence d'un sillon labio-gingival. Il ne reste aucun vestige de l'opération. Il faut retourner les lèvres pour voir une petite cicatrice au niveau des commissures.

On a fait photographier ce malade avant et après l'opération.

La première photographie a été faite trois jours avant l'opération. Elle représente assez bien l'étendue des lésions, les dimensions de la perte de substance.

La seconde a été faite dix jours après l'opération. On aurait pu enlever depuis quelques jours le petit appareil en gomme élastique, le trapèze. On a préféré le laisser en place pour indiquer la façon dont il doit être appliqué et le rôle qu'il joue dans le redressement du lambeau.

Obs. III. — *Hôtel-Dieu de Lyon, salle Saint-Louis n° 81.* — Antoine V..., né à Ceyzérieu (Ain), y demeurant. Cultivateur, 54 ans. Entré le 10 mai 1881. Opéré le 11 mai 1881.

Diagnostic. — *Cancroïde de la lèvre inférieure, récidive.* — Pas d'antécédents héréditaires, pas d'excès. Le malade n'est pas fumeur.

Début du cancroïde remonte à six ans, a commencé par un bouton, situé sur la lèvre inférieure près de la commissure gauche. Ce bouton s'est ulcéré. L'ulcération a fait des progrès tellement insensibles que le malade s'imaginait toujours pouvoir guérir sans opération. Entré à l'Hôtel-Dieu, salle Saint-Louis le 1er octobre 1880. Le cancroïde offrait alors un prolongement vertical et un prolongement horizontal. Il avait envahi toute la moitié gauche de la lèvre inférieure et la commissure du même côté. L'ablation du cancroïde fut faite le 7 octobre par M. Létiévant. Le procédé employé était le premier procédé de M. Desgranges, le procédé en racine carrée. Le 19 octobre, le malade sortait guéri. Au dire du malade un fil métallique se serait cassé pendant qu'on cherchait à l'extraire et aurait été laissé dans les tissus nouvellement opérés. En avril 1881, récidive. Celle-ci a pris naissance à l'endroit même où était le fil métallique cassé et a gagné graduellement les parties environnantes. Le 10 mai 1881, nouvelle entrée du malade salle Saint-Louis n° 81. Extérieurement cicatrice très visible sur la moitié gauche de la nouvelle lèvre inférieure qui est fortement tirée de ce côté. Il y a même une espèce de déviation en masse de toute la moitié droite de la lèvre vers la moitié gauche. En écartant la lèvre inférieure, on constate dans le sillon labio-gingival une ulcération assez étendue compromettant toute la partie postérieure de la lèvre inférieure, et l'ayant décollée depuis les gencives jusqu'au pli mentonnier. En pinçant entre les doigts la nouvelle lèvre inférieure, on constaste une induration qui occupe toute la lèvre inférieure et les tissus sous-jacents et dépasse le pli mentionnier.

Opération. — Le 11 mai, opération par M. Létiévant, application de son procédé. On trouve dans les parties enlevées le fil métallique qui a activé la récidive. Le 15 mai on ôte le premier pansement. Le 18 mai les sutures et l'appareil en gomme sont enlevés. Le 20 mai guérison et succès complets.

APPRÉCIATION DU PROCÉDÉ DE M. LÉTIÉVANT

Le procédé de M. Létiévant n'est autre chose que le procédé de Roux modifié. Ces modifications sont très heureuses et très habilement combinées pour corriger les imperfections du procédé de Roux, imperfections sur lesquelles ont insisté MM. Lortet de Lyon et Bouisson de Montpellier.

Dans sa thèse pour le doctorat en 1861, M. Lortet

recommande expressément de se défier des procédés à lambeau inférieur. Ces lambeaux sont exposés à descendre, à découvrir les gencives et les dents, à former des collections purulentes exigeant des contre-ouvertures et compromettant le succès opératoire. Bouisson est encore plus sévère. Il accuse ce procédé de provoquer une inflammation profonde très vive. Il est difficile d'admettre que ce procédé détermine une plus grande inflammation que les autres et d'en préciser la cause. Il lui reproche d'exposer à l'hémorrhagie par suite de la difficulté de lier les vaisseaux dans le sillon qui résulte du décollement de la peau. Cette difficulté est chimérique ; elle n'existe plus qu'à l'état de légende, car on peut toujours retourner le lambeau avant de le redresser et lier, tordre ou comprimer les artères qui donnent. Il veut encore qu'il soit le réceptacle de tous les produits exhalés ou sécrétés. Ce réceptacle ne peut pas se former si la compression légère exercée par le pansement sur le lambeau s'effectue de bas en haut et transversalement. Le pansement de Lister, en mettant à l'abri de la suppuration, réalise également une des conditions les plus importantes pour prévenir l'accumulation des liquides morbides entre l'os maxillaire inférieur et le lambeau.

L'irrégularité et l'enroulement du bord labial étaient probablement dus à la dissection et au redressement insuffisants du lambeau. Si l'on pousse assez loin la dissection du lambeau et si l'on a soin de faire dépasser à son bord libre l'arcade dentaire inférieure et de le maintenir toujours au même niveau, ces deux défauts disparaissent.

Malgré les nombreux reproches adressés au procédé

de Roux, M. Létiévant ne s'est pas découragé et n'a pas hésité à le modifier et à le remettre en honneur. Il est peut-être le seul qui ait osé résister à l'entraînement général et qui ait cherché à rendre pratique un procédé méconnu, violemment attaqué et tombé dans la disgrâce la plus regrettable. Pour parvenir à ce but, M. Létiévant a pris un à un tous les reproches et les a passés tous au crible de l'expérience et de la pratique.

Pour empêcher le lambeau inférieur de descendre, il faut le soutenir, le maintenir toujours au même niveau. Pour conjurer l'hémorrhagie, la stagnation des liquides buccaux, du sang, du pus, la formation d'un réceptacle pour tous ces produits, il faut faire usage d'un pansement qui mette à l'abri de la suppuration ou qui la diminue considérablement. Il faut donc employer le pansement de Lister ; il faut aussi comprimer légèrement les tissus redressés, les tirer doucement en haut et les maintenir assez fortement appliqués à l'os maxillaire inférieur.

Pour avoir un rebord labial régulier, non enroulé, arrondi, il faut que le lambeau dépasse les dents de la mâchoire inférieure, qu'on le maintienne toujours à cette hauteur, qu'on le comprime d'avant en arrière, qu'on évite de réunir par la suture les deux lèvres de son bord libre, et qu'on abandonne à la nature le travail de cicatrisation de la petite plaie située sur cette portion du lambeau.

Toutes ces indications ont été remplies par les modifications introduites par M. Létiévant dans le procédé de Roux.

Ces modifications portent donc :

1° Sur la dissection du lambeau ;

2° Sur son redressement ;

3° Sur son maintien en place ;

4° Sur la restauration des commissures ;

5° Sur le choix du pansement ;

6° Sur la compression qu'il doit exercer.

Le procédé de Roux ainsi modifié est très avantageux ; il dépense peu de peau et ménage les tissus sains. Il assure la régularité de l'orifice buccal *(os sublime hominis)*, et réalise l'idéal de la chirurgie pratique des lèvres, c'est-à-dire la conservation des formes et des fonctions, de telle sorte qu'après la guérison, on ne trouve aucun indice de l'opération. Ces avantages sont évidents et imposent aux chirurgiens l'obligation de se servir de ce procédé toutes les fois qu'il sera applicable sans sacrifier trop de tissu sain. C'est une règle qu'il ne faut pas oublier toutes les fois qu'il s'agit d'une tumeur ou d'une perte de substance de la lèvre inférieure. Je l'ai entendu formuler maintes fois par M. Létiévant et M. Mollière. On se réserve ainsi, en cas d'échec ou de récidive, la possibilité d'une seconde opération et on court les chances d'éloigner encore pour quelque temps l'extension, la propagation du mal et une nouvelle récidive.

CONCLUSIONS

Avec ce procédé le traumatisme opératoire est beaucoup moindre. La cicatrisation marche rapidement et diminue les chances de récidive à brève échéance. Il expose moins que les autres à la gangrène, à la mortification du lambeau. Il ne laisse après lui aucune cicatrice visible, aucune marque de l'opération. La régularité et la conservation de la bouche sont parfaites, les fonctions sont intactes; en d'autres termes, il possède les trois qualités essentielles de tout bon procédé, c'est-à-dire la beauté, la sécurité et la célérité. Tous les autres procédés appliqués dans les mêmes conditions sont défectueux. Cette imperfection tient aux incisions nombreuses qu'exige leur emploi et aux nombreuses sutures nécessaires pour maintenir au contact les parties divisées. De là des cicatrices visibles, des rétractions cicatricielles, un abaissement ou des tiraillements de lambeaux rendant la lèvre trop courte et gênant ses fonctions. Nous nous bornons à ces quelques conclusions. Si nous pouvions suivre les malades et les revoir au bout de six mois, un an et au delà, nous pourrions peut-être en formuler bien d'autres. Cette sanction, du temps, de l'avenir, nous manque celle du présent nous est acquise. Jusqu'ici ce procédé a été reconnu excellent et se sapplications ont été très heureuses.

En dépit de nos efforts consciencieux et de nos patientes recherches, nous sommes convaincu de n'avoir pas trouvé la solution de tous les problèmes que nous nous étions posés. Nous avons certainement laissé dans l'ombre beaucoup de points importants.

Nous espérons que l'aveu de notre faiblesse nous attirera une certaine indulgence pour toutes les lacunes évidentes de ce modeste travail,

Et si desint vires
Maxima laudanda voluntas.

FIN

LYON. — IMPRIMERIE PITRAT AINÉ, RUE GENTIL, 4.

PLANCHES

PLANCHE I

Figure 1. Procédé de Celse.
2. — de Horn.
3. Premier procédé de Desgranges ou en racine carrée.
4. — — de Serre.
5. Second procédé de Desgranges.
6. Procédé de Dieffenbach.
7. — de Malgaigne.
8. — de Camille Bernard et Malgaigne.
9. — de Camille Bernard.
10. — de Chopart.
11. — de Roux, de Saint-Maximin. Même incision pour celui de M. Letievant.
12. — de Lisfranc.
13. — de Berg.
14. — de Lallemand.
15. — de Ledran.
16. — de Sédillot.
17. — de Teale.
18. — de Bruns.
19. — de Buchanam.

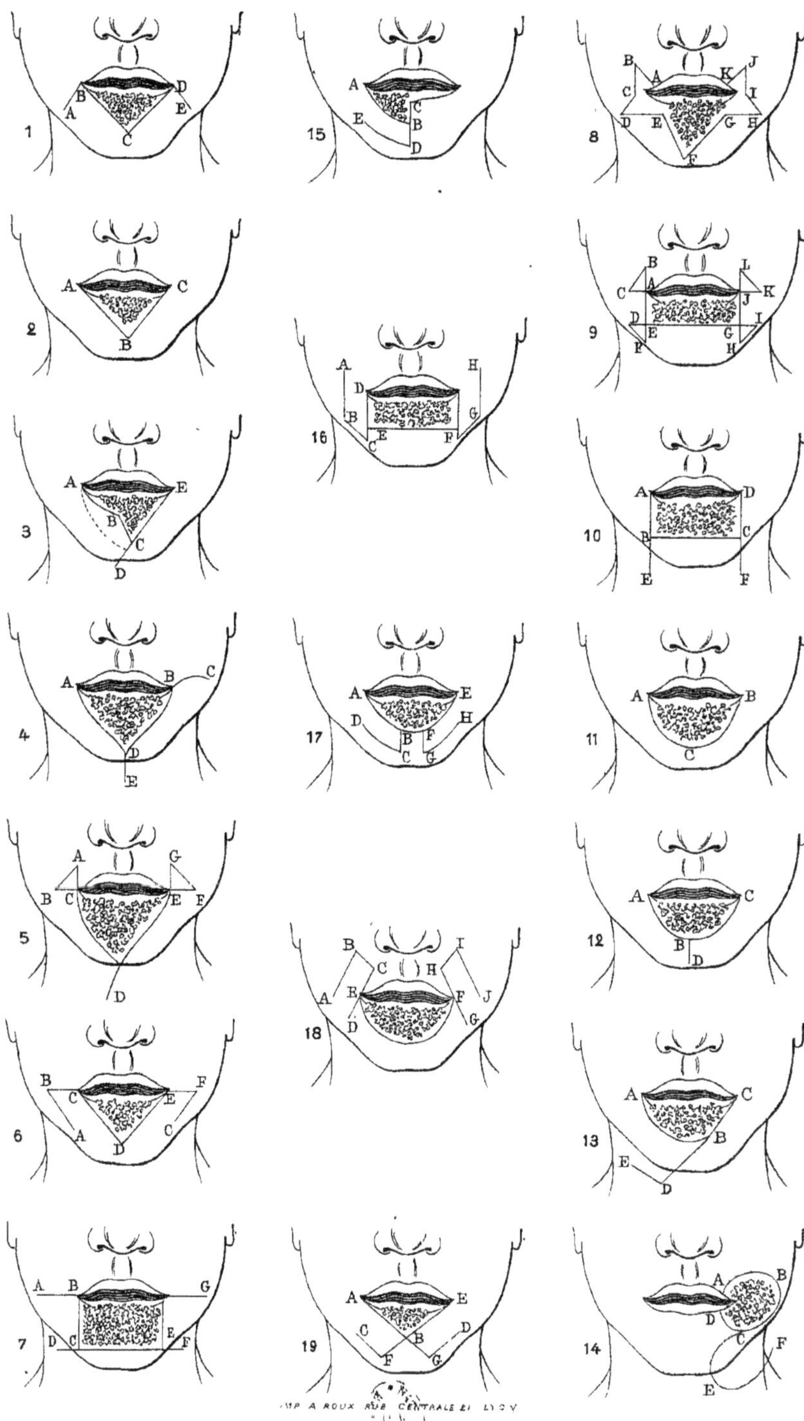

IMP A ROUX RUE CENTRALE 21 LYON

PLANCHE II

PHOTOGRAPHIES DE JEAN L... — OBSERVATION II

Figure 1. — Photographie de Jean L... avant l'opération.
2. — Photographie de Jean L... dix jours après l'opération.

Pour plus de détails, lire l'observation II.

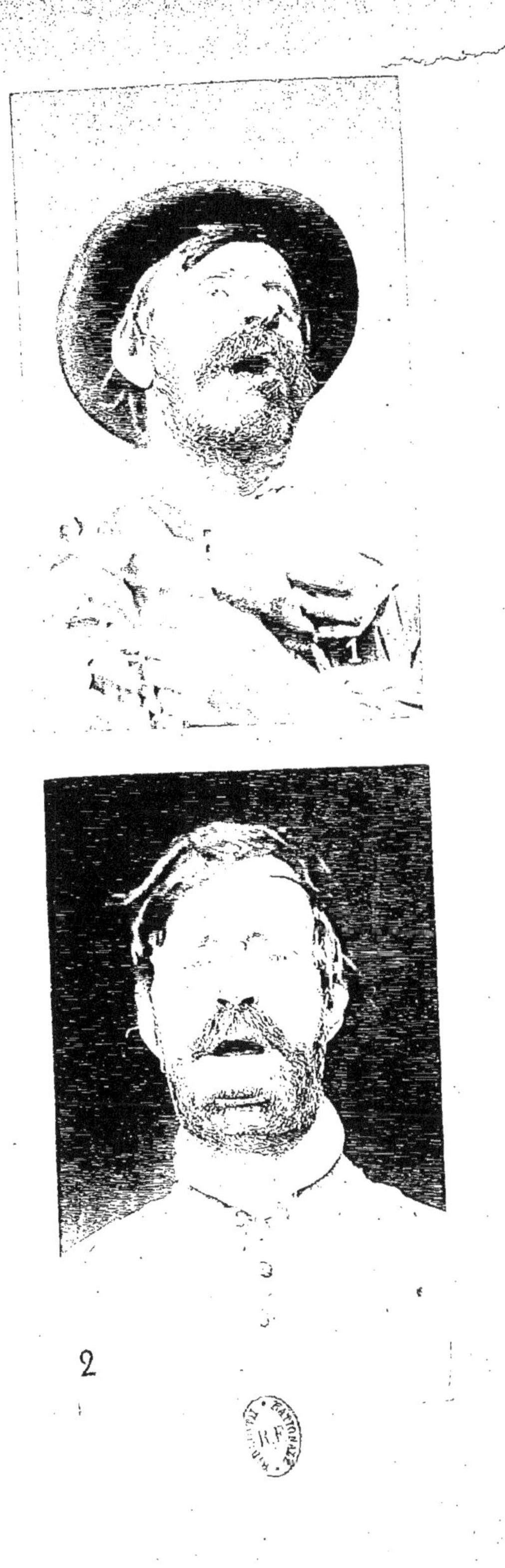

2

www.ingramcontent.com/pod-product-compliance
Ingram Content Group UK Ltd.
Pitfield, Milton Keynes, MK11 3LW, UK
UKHW020946180726
13838UKWH00003B/1161

9 782329 102665